AF298494

MÉMOIRE

SUR LES

INTOXICATIONS CHIRURGICALES

LU A L'ACADÉMIE DES SCIENCES, LE 10 DÉCEMBRE 1866

PAR

M. LE DR MAISONNEUVE

CHIRURGIEN DE L'HOTEL-DIEU, DE PARIS

PARIS

IMPRIMERIE SIMON RAÇON ET COMPAGNIE

RUE D'ERFURTH, 1

1867

MÉMOIRE

SUR LES

INTOXICATIONS CHIRURGICALES

LU A L'ACADÉMIE DES SCIENCES, LE 10 DÉCEMBRE 1866

PAR

M. LE Dr MAISONNEUVE

Chirurgien de l'Hôtel-Dieu, de Paris

Première partie. — Considérations générales

En voyant le peu de place qu'occupe, dans les traités de chirurgie, l'étude des intoxications traumatiques, on serait tenté de croire que ces accidents n'ont dans la statistique mortuaire qu'une part insignifiante, et qu'ils méritent à peine d'attirer l'attention des praticiens.

Aussi beaucoup de personnes seront-elles probablement surprises de cette proposition, établie néanmoins sur une statistique rigoureuse, que, sur cent malades qui succombent à la suite des opérations chirurgicales, quatre-vingt-quinze au moins meurent empoisonnés.

Si l'on défalque, en effet, le très-petit nombre d'opérés qui meurent d'hémorrhagie, de tétanos, d'affections cérébrales ou de suffocation, on voit que presque tous les autres succombent à quelqu'un de ces accidents désignés sous le nom de phlébite, d'angéioleucite, d'érysipèle, de phlegmon diffus, de gangrène, de fièvre traumatique hectique, uréthrale, péritonitique, puerpérale, etc.

Or, et c'est là précisément l'objet de ce travail, nous croyons pouvoir établir :

1° Que tous ces accidents divers ne sont en réalité que des *empoisonnements* ;

2° Qu'il nous est dès à présent possible d'en spécifier pour chacun d'eux le véritable mécanisme;

3° Enfin que, dans l'état actuel de la science, le chirurgien est suffisamment armé pour que, dans le plus grand nombre des cas, il puisse en prévenir le développement, soit en empêchant le poison de naître, soit en le neutralisant ou l'éliminant quand il existe, soit en produisant l'occlusion exacte des voies par lesquelles il pourrait pénétrer.

Idée générale de l'Intoxication traumatique

Dans son état normal, l'organisme vivant se trouve enveloppé de toutes parts d'une membrane épaisse et solide qui protége ses rouages délicats contre l'action des corps extérieurs.

Rien n'y peut pénétrer, rien n'en peut sortir, qu'à travers les pores de cette membrane, et encore ces opérations sont-elles toujours entourées des précautions les plus grandes.

C'est à la condition essentielle de cette protection efficace, que tous les tissus, tous les liquides se conservent et fonctionnent d'après les lois spéciales de la vie.

Qu'une blessure vienne à diviser cette enveloppe et à mettre l'intérieur de l'organisme en communication directe avec le milieu inorganique dont les lois sont si différentes des siennes on voit aussitôt se produire une double série de phénomènes qui consistent, d'une part, en ce qu'un certain nombre des éléments de l'organisme, et surtout de ses éléments liquides, s'échappent au dehors ; d'autre part ; en ce que diverses substances étrangères s'introduisent directement dans son intérieur, sans choix, comme sans préparation préalable.

Au premier groupe se rapportent surtout les hémorrhagies, qui ont si longtemps préoccupé les chirurgiens d'autrefois.

Au second appartiennent les intoxications.

De tout temps les chirurgiens ont connu les plaies dites empoisonnées. Les plus anciennes traditions mentionnent les morsures de vipère, de scorpion, de guêpes, etc. Ces données, en traversant les âges , ne se sont point affaiblies ; elles ont au contraire été corroborées par une multitude d'observations nouvelles sur le charbon, sur la morve, sur la rage, sur les piqûres anatomiques, etc.

Nous croyons donc inutile, en présence de ces faits innombrables et si généralement connus, de chercher à démontrer cette proposition acceptée de tous: que la plus petite piqûre, que l'érosion la plus légère suffit souvent pour donner passage aux poisons les plus redoutables.

Mais, tandis que l'intoxication était si généralement admise comme cause essentielle des accidents consécutifs à tout un groupe de blessures, où le poison (il est vrai) était évident et palpable, il ne vint à la pensée d'aucun chirurgien, avant l'époque contemporaine, de s'enquérir si les accidents si fréquents et si graves que l'on voit survenir après les autres lésions traumatiques, et surtout après les plaies d'opérations, ne reconnaissaient pas une cause analogue; et plutôt que de rechercher s'il ne se produisait pas, à la suite de ces blessures, quelque substance toxique, dont l'absorption eût expliqué si facilement tous les désordres, ils se jetèrent comme à plaisir dans les hypothèses les nuageuses et les plus fantaisistes. C'est ainsi que Dupuytren[1], parlant de la fièvre traumatique, la considère non comme un accident, mais bien comme un effort de l'organisme, *ayant pour but de préparer la guérison des plaies*. Puis, dans un autre passage[2], on le voit attribuer les accidents opératoires : « 1° à une disposition préexistante ; 2° à quelque refroidissement subit; 3° à quelque écart de régime ; 4° à des émotions violentes ; 5° à la suppression de suppurations anciennes ; 6° au changement brusque qu'apporte dans la circulation, la soustraction d'un membre, et qui oblige le sang à refluer vers les parties du corps qui ont été conservées. »

Tel était l'état de la science, lorsque les travaux de Monteggia, en 1813, de Ribes, en 1817, de Breschet, en 1820, vinrent éveiller l'attention sur une maladie jusque-là méconnue, la phlébite, et démontrèrent que cette maladie, quand elle se terminait par suppuration, avait la funeste prérogative de déverser directement le pus dans le torrent circulatoire, où il devenait la cause des plus graves accidents.

Un peu plus tard, les travaux de Dauce et Maréchal, en 1828, et surtout ceux de M. Velpeau, en 1826-27, établirent d'une manière positive que cette même phlébite et l'intoxication purulente qui en est la suite étaient bien positivement la cause de cette fièvre terrible et si longtemps mystérieuse, que l'on désignait sous le nom de fièvre putride des amputés.

Cette découverte eut un retentissement immense, et malgré l'opposition prolongée que la routine fait toujours aux vérités les plus évidentes, elle réussit enfin à se faire accepter, et désormais, malgré quelques oppositions de détail, on peut dire qu'elle est devenue classique.

---

[1] Dupuytren, *Clin. chirurg.*, t. VI, p. 87.
[2] *Ibid.*, t. VI, p. 93.

Mais cette belle découverte ne produisit (même entre les mains de ses auteurs), aucun résultat pratique. Sans rien changer à leurs méthodes de pansement, à leurs procédés opératoires, les chirurgiens se bornèrent tout simplement à devenir un peu plus sobres d'opérations sur les parties abondamment pourvues de veines ; aussi la mortalité générale dans les opérations ne subit-elle qu'une diminution insignifiante : à tel point que M. Denonvilliers, dans un excellent article du Compendium, crut devoir faire un appel énergique aux chirurgiens des hôpitaux, ses collègues, pour les engager à s'occuper enfin de la question pratique.

« Il y a assez longtemps, dit-il, qu'on fait de l'infection purulente une question de doctrine ; il serait temps qu'une altération si grave et si fréquente fût envisagée sous le point de vue pratique, et que les chirurgiens des hôpitaux étudiassent avec soin les circonstances dans lesquelles la maladie se développe, l'influence que peuvent avoir sur son apparition, le mode de pansement, le régime, la température, les saisons, etc. En donnant une semblable direction aux travaux relatifs à cette affection, on fera quelque chose d'utile à la fois à la science et à l'humanité [1]. »

Quelle cause pouvait donc ainsi frapper de stérilité cette belle découverte ? C'est que, pour tirer de cette théorie les déductions générales ainsi que les résultats pratiques qu'on était en droit d'en attendre, une lacune profonde restait encore à combler.

En instituant, en effet, la théorie nouvelle, les savants dont nous avons parlé avaient bien établi que la fièvre putride des amputés était due à la pénétration directe du pus dans le torrent circulatoire ; ils avaient bien démontré que cette pénétra-

---

[1] Denonvilliers, *Compendium de chirurgie*, t. Ier, p. 386.

tion résultait de ce que la matière purulente, sécrétée à l'intérieur des veines enflammées, se trouve tout naturellement et
sans modification aucune en communication avec le sang. Ils
avaient bien reconnu que cette inflammation suppurative des
veines était surtout à craindre, quand l'opération intéressait
telle ou telle région. Mais quelles étaient les conditions traumatiques spéciales qui permettaient à cette inflammation suppurative de se produire? quelles étaient celles qui pouvaient
en empêcher le développement? Voilà ce qu'on n'avait point
encore déterminé d'une manière précise.

Bien plus, les mêmes savants qui avaient remplacé par une
théorie si simple et si claire, les nuageuses explications de leurs
devanciers, au sujet de cet accident, recommencèrent, pour ex-
pliquer le développement de la phlébite, à invoquer la mystérieuse influence des éléments, à accuser de leurs désastres
opératoires, l'électricité, l'ozone, la chaleur, l'humidité, l'in-
salubrité de l'air dans les hôpitaux et dans Paris même, ce qui
revenait à dire que les causes de cet accident terrible étaient
au-dessus de la puissance humaine.

« Vous savez, disait récemment encore un éminent profes-
seur, que depuis longtemps déjà, le séjour de Paris est fatal à
nos opérés.

« Malgré les soins dont nous les entourons, nous les voyons
succomber sous l'influence de causes dont la nature nous
échappe. Il est des opérations qui ne réussissent jamais, dans
le milieu où nous nous trouvons [1]. »

Malgré ces déclarations désespérantes, des travailleurs ar-
dents s'engageaient dans des voies nouvelles et y faisaient des
découvertes inespérées.

La première et la plus brillante de toutes fut celle de la mé-

---

[1] Nélaton, *Gaz. des hôpit.*, 1867, n° 17.

thode sous-cutanée, qui , s'attaquant précisément à des opérations rangées parmi les plus dangereuses, vint démontrer d'une
manière éclatante et irréfragable : *qu'une simple modification
dans le manuel opératoire pouvait suffire à transformer certaines opérations des plus meurtrières, en opérations parfaitement innocentes ;* et cela sans changer rien à ces mille conditions hygiéniques que les chirurgiens avaient si longtemps
accusées de leurs insuccès opératoires.

Un peu plus tard l'écrasement linéaire, la ligature extemporanée, la cautérisation en flèches, l'arrachement, les pansements alcoolique et antiseptique, et tout récemment encore
l'aspiration pneumatique, vinrent, en se groupant autour de la
méthode sous-cutanée, constituer le plus merveilleux ensemble
thérapeutique qui se soit jamais produit dans l'histoire de l'art,
et donner une sanction définitive à l'une des plus belles et des
plus fécondes théories de la science, la théorie des intoxications
chirurgicales.

Exposé de la théorie des intoxications chirurgicales

Cette théorie consiste à considérer tous les accidents fébriles
consécutifs aux lésions traumatiques, comme le résultat d'un
empoisonnement dû à l'introduction, dans le torrent circulatoire, de substances toxiques produites par l'organisme lui-
même. Elle est basée sur ces faits :

1° Que le sang, la lymphe et autres liquides vivants exposés
à l'air libre, ou en contact avec des corps délétères, perdent
bientôt leur vitalité ;

2° Qu'une fois morts, ces liquides se putréfient, comme le
font toutes substances organiques soumises aux conditions générales de putréfaction : air, chaleur, humidité ;

3° Que les produits de cette décomposition ont des qualités éminemment septiques ;

4° Qu'il en est de même de certains liquides excrémentitiels, tels que l'urine, la bile, les liquides ou gaz intestinaux ;

5° Qu'en s'infiltrant dans les parties perméables avec lesquelles ils se trouvent en contact, telles surtout que le tissu cellulaire, les orifices des vaisseaux lymphatiques et veineux, ces substances toxiques produisent d'une part des inflammations locales désignées sous les noms de phlegmons simples, diffus ou gangréneux, d'érysipèles, d'angéioleucite, de phlébite ;

6° Que ces mêmes poisons putrides, seuls ou mélangés aux produits de l'inflammation spéciale qu'ils ont provoquée, peuvent, en pénétrant dans le torrent circulatoire, altérer le sang lui-même, troubler ses fonctions importantes, puis, circulant avec lui dans tout l'organisme, porter leur action délétère sur les éléments les plus intimes de l'économie ;

7° Qu'après leur expulsion des voies circulatoires, ils peuvent encore, en séjournant dans les réseaux capillaires, les parenchymes, les cavités séreuses, cellulaires, etc., devenir la cause d'une infinité de désordres secondaires, souvent aussi redoutables que les primitifs ;

8° Que l'ensemble de ces perturbations produites par la présence d'agents délétères dans le torrent circulatoire, constitue ce que l'on appelle les *fièvres chirurgicales* ;

9° Que ces fièvres présentent dans leurs symptômes et leur marche, des caractères spéciaux, qui varient suivant la nature de la substance toxique qui les produisent et permettent au praticien exercé d'en connaître l'origine ;

10° Que l'on peut arriver à prévenir ces accidents, soit en empêchant le poison de naître, soit en le détruisant ou l'éliminant quand il existe, soit en lui fermant des voies par lesquelles il pourrait s'introduire; ce que l'art est en mesure de faire dans le plus grand nombre des cas.

Considérations générales sur le traumatisme

Lorsque par le fait d'une violence extérieure, ou même quelquefois d'une action propre de l'organisme, une solution de continuité survient dans les tissus vivants, on voit d'abord des extrémités des vaisseaux rompus suinter du sang, de la lymphe, puis bientôt au sang et à la lymphe succéder une sorte de sérosité coagulable, *lymphe plastique.*

1° *Traumatisme sous-cutané.* — Ces divers liquides vivants, quoique sortis de leurs vaisseaux, n'en continuent pas moins de jouir de leurs propriétés vitales, et si nul corps étranger ne vient, par son contact, neutraliser le peu de vitalité qu'ils possèdent, ils continuent à vivre, c'est-à-dire à se prêter aux diverses combinaisons organiques. C'est d'abord une sorte de coagulation, puis un arrangement moléculaire qui, sous l'influence des tissus vivants solides contigus, fait que, dans cette espèce de blastème accidentel, on voit s'organiser autant de fibrilles différentes qu'il y a de tissus lacérés.

Tout ce travail s'exécute sans suppuration, c'est-à-dire sans mortification aucune des molécules organiques, et partant, sans que l'organisme ait besoin de les expulser. D'une autre part, tous les liquides non utilisés dans ce travail de réparation, et que l'on voit s'infiltrer mécaniquement dans les interstices celluleux, sous forme d'ecchymose, tous ces liquides, dis-je, qui n'ont point cessé d'être vivants malgré leur migration, rentrent peu à peu dans le torrent circulatoire, sans apporter dans l'organisme aucun de ces troubles fébriles que cause l'introduc-

tion des matières organiques mortes, quand surtout elles sont
à l'état de décomposition putride.

2° *Traumatisme à l'air libre*. — Lorsqu'au lieu d'être her-
métiquement clos et entouré de toutes parts de tissus vivants,
le foyer traumatique se trouve exposé à l'air, les choses se pas-
sent tout autrement. On voit bien toujours des surfaces divi-
sées suinter du sang, de la lymphe, et autres liquides vivants,
on voit bien encore ces liquides s'infiltrer mécaniquement dans
les aréoles et interstices celluleux, obstruer en se coagulant les
orifices des vaisseaux, et constituer sur toute l'étendue de la
plaie une couche d'épaisseur variable ; on voit même la partie
la plus profonde de cette couche, celle qui touche immédiatement aux tissus vivants, commencer à s'organiser, protégée
qu'elle est contre l'action de l'air par la partie superficielle ;
mais cette portion superficielle directement exposée d'une part
à l'action du milieu inorganique, et d'autre part séparée des
tissus vivants par la couche profonde en voie d'organisation,
cesse bientôt de vivre. Au lieu de s'organiser elle-même, elle se
décompose, en donnant lieu, comme toutes les matières organiques en décomposition, à la production de matières putrides
éminemment septiques.

Entre le moment de la mort de ces liquides et celui de leur
putréfaction, il peut s'écouler un temps plus ou moins considérable ; or, si ces matières trouvent un écoulement facile, ou
si par un artifice quelconque on parvient à empêcher leur putréfaction, ou à les extraire avant qu'elles se putréfient, aucun
accident ne survient par leur fait ; la couche organisable continue son travail réparateur, sa vitalité s'accentue de plus en
plus ; les liquides qui la traversent, au lieu de se décomposer,
se transforment seulement en pus, et plus tard, au lieu de globules purulents, apparaissent des cellules organiques d'épithé-
lium qui complètent la cicatrisation. Mais si, par des circon-

stances diverses, la décomposition putride de ces liquides a lieu,
si les produits septiques de cette putréfaction restent en contact avec les tissus vivants, alors apparaît toute une série de
phénomènes morbides locaux et généraux, dont la forme et
l'intensité présentent des variétés sans nombre, suivant la quantité des substances putrides, la puissance de leurs qualités délétères, et les conditions spéciales de la plaie.

Le cas le plus simple est celui où une portion minime des
liquides subit la décomposition putride, où cette décomposition
n'est encore qu'à son début, où les produits qui en résultent
ne restent que peu de temps en contact avec les tissus. Alors,
l'action toxique, soit locale, soit générale, est peu prononcée.
Cependant on voit déjà le travail de cicatrisation se ralentir en
même temps que se manifeste un léger mouvement fébrile, dû
à l'introduction d'une certaine quantité de matières putrides
dans le torrent circulatoire. Grâce à leur petite quantité ainsi
qu'au peu d'intensité de leurs qualités septiques, ces matières
sont bientôt élaborées ou cuites, comme disait Hippocrate, c'est-
à-dire imprégnées de substances normales qui atténuent leur
malignité, puis elles sont expulsées par les émonctoires naturels,
urines, sueurs, sécrétions alvines, etc. C'est alors une fièvre
traumatique simple.

Mais si les conditions de putridité sont plus accentuées, la
couche profonde elle-même, dont l'organisation devait avoir
pour résultat de former une barrière provisoire à l'introduction des matières septiques, cette couche, dis-je, se laisse pénétrer par les matières putrides. Ses éléments, d'une vitalité
précaire, cessent de vivre, de sorte que le travail défensif s'af-
faiblit ou disparaît en même temps que le mouvement désor-
ganisateur devient plus intense. Les matières putrides, alors,
s'imbibent dans les aréoles du tissu cellulaire, et s'introduisent même dans les orifices mal clos des tubes circulatoires.

Dans ce second degré, le même groupe de phénomènes locaux et généraux se manifeste, mais avec une intensité plus considérable.

Une partie des liquides septiques introduits dans le tissu cellulaire y provoque une inflammation locale plus ou moins profonde; une autre portion absorbée et portée dans le torrent circulatoire, conjointement avec les produits morbides dus à l'inflammation locale, détermine des désordres généraux ou fébriles plus ou moins graves.

D'innombrables nuances peuvent exister dans l'intensité de ces phénomènes, mais, pour en faciliter l'étude et reposer l'esprit, on a dû constituer divers groupes principaux, basés spécialement sur les manifestations symptomatiques les plus saillantes.

Si, par exemple, les matières putrides ne pénètrent qu'à une profondeur modérée dans le tissu cellulaire, et si le travail inflammatoire qu'elles provoquent peut les cerner à temps par une couche suffisante de lymphe plastique qui les arrête et les empêche de s'infiltrer plus profondément, ce sera le *phlegmon circonscrit*.

Si, par le fait de l'intensité de ses qualités délétères, ou de son abondance, la matière septique n'est point arrêtée dans sa marche, et qu'elle étende au loin ses ravages dans le tissu cellulaire, ce sera le *phlegmon diffus*.

Si, détruisant la vitalité du tissu cellulaire lui-même et des tissus analogues, elle en détermine la gangrène ou la mort, ce sera le *phlegmon gangréneux*.

Si, s'insinuant dans le réseau lymphatico-veineux de la peau, elle s'y propage de proche en proche en provoquant une inflammation simple, ou accompagnée de vésicules, de bulles, ce sera l'*érysipèle simple, ambulant, vésiculeux* ou *bulleux*.

Si, pénétrant dans les orifices des vaisseaux lymphatiques,

elle y provoque l'inflammation de leur membrane interne, de leurs ganglions, ce sera l'*angéioleucite*, l'*adénite*, le *bubon*.

Si c'est dans les veines elles-mêmes que ces matières putrides pénètrent, ce sera la *phlébite :* simple, oblitérante ou suppurée.

Si enfin ces matières, arrivées sous l'influence de certaines conditions exceptionnelles à un degré de septicité excessif, comme dans les grands écrasements des membres, alors surtout que se trouvent réunies l'influence de pansements vicieux et celle d'une température humide et chaude, de l'encombrement, d'un état de prostration des forces vitales du malade : ce pourra être la *gangrène foudroyante*, dans laquelle on voit la désorganisation putride gagner non-seulement les liquides exsudés, mais les tissus solides plus ou moins broyés, mais les veines elles-mêmes et le sang coagulé dans leur intérieur, de sorte que les produits putrides, liquides ou gazeux, provenant des caillots renfermés dans l'intérieur des veines se trouvent portés directement dans le torrent circulatoire et déterminent la mort avec une extrême rapidité.

Bien que, dans l'établissement de ces divisions destinées uniquement à faciliter l'étude des accidents toxiques, on soit obligé de prendre pour base les phénomènes anatomiques les plus saillants, qui deviennent ainsi la caractéristique de chaque groupe, les phénomènes généraux dus à l'introduction dans le torrent circulatoire des substances toxiques n'en doivent pas moins, pour le praticien, être la chose dominante. Ce serait une singulière puérilité que de voir toute la maladie dans ces inflammations locales et de concentrer sur elles toute son attention, quand, au contraire, le danger principal provient des substances toxiques introduites déjà dans le torrent circulatoire, et de celles qui, développées à la surface de la plaie,

tendent incessamment à s'introduire, et, par conséquent, à aug-
menter le péril.

Conséquences thérapeutiques.

Si la théorie que nous venons d'esquisser rapidement est
exacte, rien n'est plus simple que d'en tirer les conséquences
pratiques.

Il est évident, en effet, que si tous les accidents fébriles consécutifs aux opérations chirurgicales sont le résultat d'un
empoisonnement, si cet empoisonnement résulte de la pénétration, dans les tissus perméables et dans le torrent circulatoire, des matières septiques dues à la décomposition putride
des liquides fournis par les surfaces traumatiques, il est évident, dis-je, que toutes les indications à remplir pour conjurer
ces accidents consisteront : 1° à empêcher cette décomposition
putride de s'effectuer ; 2° à prévenir la pénétration de ces
produits septiques dans l'organisme.

Or, si nous jetons un coup d'œil sur les méthodes et procédés qui remplissent efficacement l'une ou l'autre de ces indications, nous voyons que ces méthodes et ces procédés sont
précisément ceux qui possèdent au plus haut degré cette prérogative si précieuse et si longtemps inexpliquée de *mettre à
l'abri des accidents opératoires*.

Telle est au premier rang la *méthode sous-cutanée*, dans laquelle les tissus divisés restent protégés contre l'action des corps
extérieurs par les téguments intacts. Les liquides exsudés des
surfaces traumatiques ne subissant l'action ni de l'air ni d'aucun
corps étranger susceptible de neutraliser leur vitalité, n'ont aucune raison pour mourir, se putréfier et donner naissance à des

produits septiques. Ici donc le poison n'existe pas ; aussi voyons-nous toutes les opérations exécutées d'après cette méthode *jouir de l'innocuité la plus absolue ;* et, par conséquent, n'être jamais suivie d'aucun de ces accidents phlegmoneux, érysipélateux, gangréneux, inflammatoires ou autres, si fréquents après les plaies ouvertes. Bien plus, toutes les lésions traumatiques, en apparence si graves, telles que les contusions, écrasements, luxations, fractures, dans lesquelles on voit souvent de vastes collections de sang épanché, des articulations disloquées, des muscles broyés, des os réduits en esquilles, toutes ces lésions, dis-je, guérissent sans le moindre accident, du moment où les téguments intacts, en protégeant les liquides vivants contre la décomposition putride, empêchent le poison de se produire.

Sur un second plan, nous voyons la méthode de la *ligature extemporanée.*

Celle-ci laissant exposée à l'air libre la surface traumatique, les liquides exsudés meurent et se putréfient ; le poison, par conséquent, se produit.

Mais la constriction puissante qu'elle exerce sur les tissus avant de les diviser a tellement tassé les aréoles celluleuses, les vaisseaux veineux et lymphatiques, toutes les parties perméables, en un mot, que celles-ci ne se laissent plus imprégner par les liquides extérieurs, de sorte que si le poison vient à se produire, le passage lui est interdit. Disons toutefois que si les matières putrides en contact avec la surface traumatique ne peuvent plus pénétrer dans les aréoles cellulaires pour y produire des phlegmons, dans les orifices lymphatiques ou veineux pour y déterminer des angéioleucites ou des phlébites, ou bien encore dans le réseau lymphatico-veineux de la peau pour y produire des érysipèles, elles ne laissent pas que de pénétrer par absorption ; de sorte que cette méthode ne peut pas être considérée comme jouissant d'une innocuité auss¹ absolue que la méthode sous-cutanée, tout en étant une des plus précieuses méthodes de la chirurgie.

3° *Méthode de la cautérisation en flèches.*—Cette méthode agit à la fois, pour empêcher les accidents de se produire, par le double mécanisme de l'occlusion des voies perméables et de la neutralisation du poison. Tous les liquides, en effet, exsudés des surfaces traumatiques dans lesquelles les flèches caustiques sont introduites, se putréfieraient certainement avec promptitude et donneraient lieu par leur décomposition putride à des produits éminemment toxiques ; mais, subissant aussitôt le contact du caustique, ils sont rendus imputrescibles en même temps qu'ils ont cessé de vivre, de sorte qu'aucune production de poison n'est plus possible ; d'une autre part, les tissus solides, que l'introduction des corps étrangers a lacérés, et qui, dans les conditions ordinaires, seraient disposés à se laisser pénétrer par des liquides de toutes sortes, ces tissus, dis-je, sont eux-mêmes transformés par le caustique en une couche inerte imperméable et imputrescible ; de sorte qu'en supposant quelque substance toxique en contact avec leur surface, celle-ci ne pourrait pénétrer jusqu'aux parties vivantes ; de là ce fait absolument inexplicable avec la théorie de l'inflammation, et si simple, au contraire, dans la théorie de l'intoxication, que ces flèches énormes de $0^m,12$, $0^m,15$ de long, peuvent être impunément introduites à travers les tissus vivants. Plus tard, il est vrai, cette couche protectrice est éliminée, mais par l'organisme lui-même, et alors que préalablement les orifices vasculaires, les aréoles celluleuses, sont parfaitement clos, et que le travail de réparation est très-avancé.

Ainsi donc encore, pas de poison produit, pas de voies perméables pour son introduction, pas d'accidents traumatiques.

4° Une quatrième méthode, *l'arrachement*, présente une

grande analogie avec la ligature extemporanée. Comme dans celle-ci, il y a occlusion des orifices vasculaires et même des aréoles du tissu cellulaire, par le fait de la distension excessive des tissus avant leur rupture; aussi l'hémorrhagie est-elle presque nulle, et les matières putrides qui peuvent se dé-velopper à la surface de la plaie ont-elles peu de tendance à s'infiltrer pour déterminer les accidents que nous avons signalés. Cependant, bien que cette méthode jouisse d'un certain degré d'innocuité, cette prérogative n'est-elle pas à beaucoup près aussi prononcée que dans les précédentes. C'est à elle néanmoins que doivent être rapportés ces faits si curieux et si mystérieux autrefois, de ces énormes traumatismes qui, à la grande stupé-faction des chirurgiens, guérissaient parfois contre toutes les prévisions de la science d'alors.

5° La *compression digitale*, si parfaitement innocente, n'est qu'une forme d'opération sous-cutanée, et son innocuité abso-lue tient exactement aux mêmes conditions.

6° Quant à la *méthode d'injection dans les cavités closes*, la question devient un peu plus complexe. Parfaitement innocente dans certaines conditions, elle peut devenir dangereuse dans certaines autres.

L'expérience, en effet, a démontré que, dans les membranes séreuses, synoviales, les kystes séreux, hydatiques, les injec-tions de liquides alcooliques ou salins, pouvaient produire une inflammation non-seulement innocente, mais éminemment utile, en ce qu'elle provoque dans les kystes la sécrétion d'un liquide fibrineux, organisable et résorbable en place du liquide inerte que ceux-ci contenaient.

L'expérience a démontré encore que le sang lui-même pou-vait impunément être mélangé dans l'intérieur de ses vaisseaux avec certains sels, tels que le perchlorure de fer, la liqueur iodo-tannique; que sous leur influence il se coagulait, oblitérait les vaisseaux sans déterminer aucun travail suppuratif ou toxique.

Mais à côté de ces faits, dont l'art chirurgical a tiré un si grand parti, l'expérience a démontré aussi que ces mêmes substances introduites dans certaines autres cavités, ou dans des cavités contenant d'autres liquides, tels que certains kystes de l'ovaire à liquide filant, pouvaient provoquer des accidents fort graves en produisant la mortification de ces liquides et la suppuration des parois kystiques.

Quelques points obscurs existent donc encore dans l'interprétation de cette précieuse méthode.

7° *Méthode de l'incision.* — Quelque étendu que soit le domaine des méthodes opératoires dons nous venons de parler, il en est une qui les domine pour ainsi dire toutes, par l'extrême facilité de son éxécution et par l'étendue indéfinie de sa sphère d'action ; nous voulons parler de la méthode de l'incision à l'air libre. Tandis, en effet, que les opérations sous-cutanées, la ligature, la cautérisation, les injections, l'arrachement, ont des limites qu'elles ne peuvent franchir, l'instrument tranchant n'en a aucune ; rien ne lui est impossible en fait d'opération ; seulement il traîne après lui les accidents les plus redoutables, parce qu'il ne peut rien pour empêcher le poison putride de naître à la surface des plaies qu'il produit, et qu'il laisse entièrement ouverts et sans défense tous les orifices vasculaires ou celluleux par lesquels ce poison peut s'introduire.

Mais ce que cette méthode si brillante et si précieuse ne peut faire par elle-même, d'autres méthodes plus humbles, des méthodes de pansement, peuvent en partie le réaliser.

Ces méthodes de pansement sont :

1° La méthode d'occlusion ayant pour but d'empêcher la mortification des liquides exsudés ;

2° La méthode antiputride et coagulante.

5° *La méthode évacuante*. — Le plus souvent ces diverses méthodes peuvent avec avantage se combiner entre elles pour parer aux accidents d'intoxication.

1° *Méthode d'occlusion*. — Fermer une plaie ouverte après l'avoir débarrassée de tous les liquides morts qui peuvent se trouver à sa surface, telles sont les indications que cherche à remplir la méthode dite de réunion par première intention. Mais pour que ces indications soient exactement remplies, tant de précautions sont nécessaires, que le plus souvent elle manque son but, et alors, au lieu d'une absence totale d'accidents, qui doit être et est réellement la conséquence de son exécution parfaite, on voit souvent surgir les accidents toxiques les plus redoutables. C'est qu'en effet, du moment que la réunion des surfaces accolées n'a pas lieu, les liquides exsudés de ces surfaces s'accumulent, meurent, se putréfient, s'infiltrent dans les interstices celluleux, dans les orifices vasculaires, et y déterminent toute cette série d'accidents toxiques que nous avons indiqués précédemment.

Cependant cette méthode appliquée aux plaies étroites, à celles surtout qui, comme les plaies de la joue, des lèvres, des paupières, ne peuvent avoir de profondeur, voisines qu'elles sont de deux surfaces libres, ce qui permet au peu de liquide interposé de trouver une issue facile; alors, dis-je, la réunion par première intention donne d'excellents résultats.

2° *Méthodes astringentes, antiputrides et coagulantes*. — Ces méthodes ont pour objet d'empêcher ou de retarder la putréfaction des liquides exsudés à la surface des plaies, de crisper les orifices par lesquels l'absorption s'opère, et surtout de les obstruer mécaniquement en coagulant l'albumine du sang et de la lymphe contenus dans leur intérieur.

Les agents destinés à produire ces résultats sont extrêmement nombreux. Les plus utiles sont l'alcool et ses composés,

connus sous le nom de vulnéraires, qui ont l'avantage d'abord
de n'avoir aucune propriété toxique, secondement de ne former
par leur combinaison avec les liquides organiques que des corps
inoffensifs, lesquels peuvent rester en contact avec les tissus
sans y provoquer de travail suppuratif, et plus tard d'être repris
par l'absorption et disparaître sans laisser de traces.

D'autres, tels que le perchlorure de fer, le permanganate de
potasse, possèdent à peu près les mêmes propriétés, mais cependant sont moins inoffensifs. Il en est de même du chlorure
de zinc, des acides concentrés, des liquides brouillants, du fer
rouge, etc., habilement maniés. Cependant, tous ces moyens
peuvent rendre de grands services.

5° *Méthodes évacuantes.* — S'il n'est pas toujours possible
par les méthodes de pansement d'empêcher les liquides exsudés
de mourir, s'il n'est pas toujours possible d'empêcher ces
liquides morts de se putréfier, on peut le plus souvent en déterminer l'évacuation. Les procédés de cette méthode sont nombreux ; ce sont d'abord les pansements avec les corps spongieux,
principalement la charpie, dont on remplit les anfractuosités
de la plaie. Ce corps aspire par imbibition les liquides exsudés,
et en le changeant chaque jour, on peut retirer ainsi ces liquides avant qu'ils aient eu le temps de se putréfier, surtout si la
charpie contient quelque substance antiputride.

D'autres fois ce sont des contre-ouvertures, des mèches, des
tentes, des tuyaux destinés à donner issue aux liquides.

D'autres fois encore, c'est une compression méthodique qui
fait disparaître les excavations ou anfractuosités favorables à
l'accumulation de ces liquides, ou bien ce sont des irrigations
continues qui entraînent les liquides au fur et à mesure qu'ils
se produisent avant qu'ils se putréfient, ou bien des méca-
nismes plus complexes qui, comme dans la méthode d'aspiration pneumatique, exercent une compression régulière en

même temps qu'ils suppriment le contact de l'air et sollicitent l'élimination des substances putréfiables.

Et mille autres procédés encore qu'il serait trop long d'énumérer.

Dans tous les cas, si l'on réfléchit au mécanisme de ces diverses méthodes et procédés, on voit que pour un cas donné, le meilleur mode de pansement est celui qui remplit le plus efficacement l'indication fondamentale d'empêcher le poison putride de se produire, ou de rester en contact avec les surfaces traumatiques.

Nous pourrions nous étendre davantage sur ces considérations, mais nous croyons en avoir dit assez pour établir : 1° que dans les plaies d'opération ou toute autre lésion traumatique, on peut mettre le malade à l'abri des accidents toxiques en empêchant la décomposition putride des liquides exsudés ; 2° qu'on obtiendra la même immunité si les orifices veineux ou lymphatiques, ainsi que les autres parties perméables, peuvent être maintenus exactement clos, de manière à ne rien laisser pénétrer dans l'organisme. Ce qui se résume en ce précepte applicable du reste à toutes les intoxications : empêcher le poison de se produire, ou l'empêcher d'entrer.

Or, dès à présent, la médecine opératoire se trouve presque toujours en mesure de remplir l'une ou l'autre de ces indications, grâces aux découvertes importantes dont elle s'est enrichie depuis quelques années, et parmi lesquelles : la méthode sous-cutanée, puis les principales méthodes qui s'y rattachent, telles que la ligature extemporanée, la cautérisation en flèches, les injections dans les cavités closes, la diaclasie, la compression élastique, l'arrachement, la compression digitale, la lithotritie, les pansements astringents et antiseptiques, l'irrigation continue, l'aspiration pneumatique, etc.

Toutes ces méthodes, en effet, possèdent l'une ou l'autre de ces précieuses prérogatives : ou bien d'empêcher la putréfaction des liquides exsudés, ou bien de clore efficacement les orifices par lesquels leurs éléments putrides pourraient pénétrer.

Aussi voyons-nous que les accidents traumatiques de toutes sortes ont diminué, dans des proportions énormes, dans les services hospitaliers dont les chefs ont adopté franchement les méthodes nouvelles.

Deuxième partie. — Étude des principales intoxications chirurgicales.

§ 1er. DE L'INTOXICATION PURULENTE.

Cette intoxication, la plus redoutable de toutes par sa fréquence et son excessive gravité, présente encore ceci de remarquable, qu'elle diffère de presque toutes les autres intoxications par la manière dont elle se produit.

Tandis, en effet, que la plupart des autres substances toxiques sont douées d'une fluidité extrême et s'insinuent facilement dans l'organisme, soit par les moindres excoriations du derme, soit même par les surfaces intactes des membranes muqueuses, le pus, au contraire, dont la partie essentielle est formée de globules volumineux, ne peut arriver dans le torrent circulatoire qu'à la condition rigoureuse d'y être introduit de toutes pièces, comme dans le cas de perforation d'une grosse veine voisine d'un abcès, ce qui est excessivement rare, ou bien dans la phlébite suppurée où le pus se trouve sécrété dans la veine elle-même, ce qui est le mode d'origine habituel de l'infection purulente après les opérations.

Mais cette phlébite elle-même, quel en est le mécanisme?

Quelques observateurs attentifs et sagaces [1] avaient bien

_____
[1] Bérard, *loco citato.*

à cet égard fait quelques remarques utiles et pleines de jus-
tesse ; ils avaient vu, par exemple, que les blessures qui in-
téressent les veines des os, ou bien encore les gros troncs veineux adhérents à des gaînes aponévrotiques, exposaient plus
spécialement à la phlébite ; mais ces lueurs obscurcies par le
préjugé général, qui faisait jouer aux conditions hygiéniques le
principal rôle dans le développement de cette affection, n'a-
vaient point été suffisantes pour leur en faire saisir la vraie
théorie et encore moins pour leur en faire déduire les conséquences pratiques. Aussi voyons-nous maintenant encore les
auteurs de chirurgie les plus autorisés se borner, pour conjurer
cet accident terrible, à ces recommandations banales d'éviter
l'encombrement, d'aérer les salles d'hôpital, de les entretenir dans de bonnes conditions hygiéniques.

Quant aux procédés opératoires eux-mêmes, quant aux modes
de pansement, rien, ou si peu que rien, tandis que pour nous
c'est là que gît la principale puissance de l'art contre les accidents
opératoires en général, et contre la phlébite en particulier.

**Théorie du mécanisme de la phlébite suppurée après
les opérations chirurgicales.**

Pour que la phlébite suppurée se manifeste à la suite d'une
opération, deux conditions sont nécessaires : la première est
que les éléments d'un travail suppuratif existent ; la deuxième
que ces éléments puissent se mettre en communication avec
l'intérieur même du vaisseau.

PREMIÈRE CONDITION : *Existence des éléments d'un travail
suppuratif.* — L'observation attentive des faits nous a démontré
que l'élément le plus ordinaire de ce travail, après les opérations ou autres lésions traumatiques, consiste dans le contact

plus ou moins prolongé de l'air ou d'un corps étranger avec les surfaces de la blessure ou avec les liquides exsudés.

Ce fait capital a surtout été mis en lumière par les travaux modernes sur les opérations sous-cutanées.

Cependant, malgré les expériences nombreuses et concluantes que M. Jules Guérin surtout a produites à l'appui de cette opinion, des doutes s'élevèrent dans quelques esprits sur son exactitude, et, dans une discussion restée célèbre, on vit Malgaigne ébranler un instant les convictions en soutenant que l'air n'était point aussi malfaisant qu'on le supposait, puisqu'on pouvait (ce qui est parfaitement exact), l'injecter impunément dans le tissu cellulaire, voire même dans le foyer d'une opération sous-cutanée.

Malgré cette contestation spécieuse, l'explication donnée par M. Jules Guérin n'en fut pas moins, avec juste raison, adoptée d'une manière générale. Il y restait toujours néanmoins un point obscur.

S'il est vrai, comme on ne peut le nier, que l'air extérieur soit une cause réelle d'inflammation suppurative pour les plaies soumises à son contact, comment cette cause agit-elle pour produire ce résultat?

Ici M. Guérin, et après lui tous les auteurs qui ont écrit sur cette matière, se bornent à dire que l'air est un corps étranger dont le *contact irrite les parties*, à quoi M. Nélaton ajoute que ce contact *n'est irritant que pour les tissus divisés, saignants et douloureux*, tandis qu'il reste parfaitement inoffensif pour les tissus *demeurés intacts*.

Malgré le fond de vérité qu'elles contiennent, ces explications nous ont paru tout à fait insuffisantes pour donner une idée nette de l'influence de l'air sur la production du travail suppuratif, outre qu'elles laissent en dehors toute cette nombreuse classe de suppurations profondes ou sous-cutanées dans lesquelles l'intervention de l'air est absolument nulle. Aussi avons-nous cru devoir formuler une autre théorie plus explicite et plus complète, puisqu'elle s'applique à la fois aux suppurations de toutes sortes, qu'elles soient superficielles ou profondes.

Quand on cherche à se rendre compte du mode de vitalité des liquides, tels que le sang, la lymphe, la synovie, la sérosité, et généralement tous ceux qui sont renfermés dans les cavités closes, on voit d'abord que ces liquides, qui n'ont aucune continuité directe avec les tissus solides, et dont la vitalité proportionnée à leur degré d'organisation est généralement très-faible, ne peuvent conserver et entretenir cette même vitalité que par une sorte d'incubation exercée sur eux par les organes solides qui les renferment. Tant que cette incubation persiste dans son intégrité, quelle que soit d'ailleurs la place qu'ils viennent à occuper accidentellement dans l'organisme, ces liquides restent vivants. Mais qu'une circonstance vienne à mettre ces liquides en communication avec des corps inorganiques dont les propriétés sont essentiellement différentes des leurs, bientôt leur vitalité s'éteint; ils meurent, et dès lors, en qualité de substances animales privées de vie, ils se décomposent spontanément sous l'influence de l'air, de la chaleur et de l'humidité; de là des gaz putrides, de là des matières septiques dont le contact accélère la mortification des liquides déjà coagulés et provoque même celle des parties solides.

Ce qui est vrai pour les liquides vivants que le contact des corps inorganiques tue, l'est aussi pour les substances solides qui, par le fait d'une contusion violente, se trouvent rompues, broyées, réduites en une sorte de bouillie.

Dans ces conditions, il n'existe plus aucune relation de continuité entre ces tissus broyés et ceux dont ils ont été séparés; mais, quelle que soit la forme nouvelle qu'ils aient revêtue, ces débris composés de molécules vivantes n'en conservent pas moins toutes les propriétés des corps vivants, tant qu'ils restent soumis à cette sorte d'incubation vitale qu'exercent sur eux les tissus voisins, et si rien d'étranger ne vient interrompre le travail réparateur, l'organisme ne tarde pas à rétablir l'état normal, sans qu'aucun désordre phlegmoneux ou putride se manifeste. C'est ce que nous voyons chaque jour dans les contusions, dans les fractures et mille autres lésions chirurgicales dans lesquelles la peau conserve son intégrité.

Supposons, au contraire, que cette masse de matières organiques broyées, cette sorte de bouillie vivante vienne à subir le contact prolongé de l'air, le peu de puissance vitale qu'elle possède est bientôt neutralisé, et, surtout si certaines conditions générales atmosphériques ou autres s'y prêtent, on les voit se décomposer avec une rapidité effrayante et donner lieu consécutivement aux accidents toxiques les plus redoutables.

Ainsi donc, pour nous résumer, nous voyons dans les plaies ouvertes l'air frapper de mort les liquides exsudés des surfaces traumatiques, puis, au contact de ces substances organiques mortes, nous voyons la suppuration se produire, tandis que dans les lésions sous-cutanées, même les plus étendues, où rien ne vient troubler la vitalité des liquides exsudés ou épanchés, aucun travail suppuratif ne se manifeste.

Mais ce contact de l'air extérieur est-il la seule cause qui puisse produire cette mortification des liquides ou des tissus ?

Évidemment non.

Soit, en effet, une piqûre sous-cutanée faite avec le plus grand soin pour éviter le contact de l'air, mais que par cette piqûre on introduise dans les tissus une substance étrangère, il peut se présenter plusieurs cas :

1° Si cette substance n'est point de nature à tuer les liquides ou les tissus qu'elle touche, il pourra se faire qu'elle soit absorbée elle-même, comme cela se voit chaque jour dans les injections hypodermiques, ou bien que les liquides exsudés autour d'elles, continuant à vivre, s'organisent en membrane, de manière à lui constituer une sorte de kyste, comme cela se voit autour des balles, des morceaux de verre, etc., ou bien enfin qu'elle puisse cheminer au milieu des tissus vivants sans déterminer d'accident grave et sortir mécaniquement, comme cela est fréquent pour les aiguilles.

2° Si la substance étrangère est de nature à neutraliser la vie dans les tissus qu'elle touche, sans toutefois déterminer leur putréfaction, comme cela a lieu dans l'introduction des flèches caustiques ; autour du corps étranger, il se fait une exsudation plastique qui remplit les interstices celluleux et s'étend à une certaine profondeur (engorgement). La couche de liquide et les tissus les plus immédiatement en rapport avec la substance caustique meurent sans se putréfier, conservent avec les tissus sains une connexion intime et constituent une couche épaisse et imperméable qui protége même ceux-ci, comme une sorte de tégument artificiel, contre le contact des substances toxiques ou putrides.

Mais ce contact d'un corps organique mort au sein des tissus vivants provoque une autre série de phénomènes ; autour de cette partie privée de vie, il se fait d'abord dans l'épaisseur des tissus vivants périphériques une exsudation plastique dont les molécules les plus profondes s'organisent, tandis que les plus superficielles s'altèrent et deviennent purulentes.

Ce liquide nouveau isole le corps étranger et favorise son expulsion par un mécanisme qu'il est inutile d'exposer ici. Voilà donc le pus formé dans la profondeur des tissus vivants hors du contact de l'air, mais autour d'une partie organique morte. Dans le cas que nous venons de citer, la mortification de la substance organique dont la présence sollicite la formation du pus, bien qu'à l'abri du contact de l'air, était néanmoins le résultat d'une action extérieure.

Or, nous voyons tous les jours cette même mortification, produite par une cause tout interne, donner lieu aux mêmes phénomènes. Qu'un os, par exemple, se nécrose sous l'influence d'une cachexie syphilitique, scrofuleuse, tuberculeuse ou autre, immédiatement un travail suppuratif s'organise autour du séquestre, c'est-à-dire de la partie organique privée de vie. Il en est de même dans le cas de nécrosie cérébrale, pulmonaire ou autres, produites par l'oblitération embolique d'une artère. Il en est de même encore dans les nécrosies moléculaires qui sont l'origine des abcès froids.

Seulement, nous ferons remarquer que cette suppuration à laquelle ne se mêle aucun élément septique, ne provoque ordinairement presque aucune réaction générale, et qu'elle peut séjourner au milieu des tissus, pendant des mois et des années même, sans déterminer d'accidents graves.

Lors, au contraire, que la substance étrangère possède des propriétes septiques suffisantes, non-seulement pour frapper de mort les liquides ou les tissus qu'elle touche, mais encore pour y provoquer un travail de désorganisation putride, les phénomènes présentent une intensité toute différente.

Les liquides et les tissus touchés par la substance putride sont d'abord frappés de mort; bientôt après ils se désorganisent, puis les produits de cette désorganisation, mêlés avec la substance putride première, ayant eux-mêmes une action délétère puissante, provoquent de proche en proche la mortification. C'est à peine si le pus a le temps de se former, encore se trouve-t-il mélangé de matières sanieuses putrides. C'est à cet ordre de lésions qu'appartiennent les phlegmons diffus, les anthrax, les parotides, et toute cette classe terrible de gangrènes dites inflammatoires. Toutes ces affections ont ceci de commun, qu'une partie des produits septiques dus à la désorganisation des tissus se trouve résorbée et portée dans le torrent circulatoire, où elle devient la cause d'accidents fébriles spéciaux sur lesquels nous aurons à revenir plus tard.

De même que la suppuration simple, ces suppurations putrides peuvent reconnaître des causes très-variées : c'est parfois l'introduction directe par une plaie d'une matière putride extérieure comme dans le charbon, la pustule maligne, les blessures anatomiques, ou bien encore la décomposition putride des liquides stagnants au fond d'une plaie anfractueuse de fracture compliquée; d'autres fois, c'est l'épanchement, au sein des tissus, de matières fécales, urineuses, bilieuses, par suite de la rupture des tubes qui les contiennent.

Ce peut être aussi le dépôt de quelques matières septiques qui, introduites dans le sang, sont bientôt expulsées dans le tissu cellulaire, une membrane séreuse, un parenchyme; tels sont certains dépôts critiques, tels sont ces arthrites purulentes, ces phlegmons profonds, ces pneumonies gangréneuses, ces hépatites, etc., développés sous l'influence de quelque intoxication générale.

2ᵉ CONDITION : *Mise en rapport des éléments du travail suppuratif avec la membrane interne des veines.* — Nous venons de voir comment et dans quelles conditions diverses la suppuration se produit, comment ces conditions si nombreuses et si variées peuvent toutes se rapporter à un fait unique, le contact d'une substance morte ou inorganique avec les tissus vivants. Étudions, maintenant, comment cet élément essentiel du travail suppuratif peut exercer son action sur la membrane interne des veines.

En exposant le mécanisme de la suppuration à l'air libre, nous avons vu qu'à la surface d'une plaie récente, suintent du sang, de la lymphe et autres liquides vivants.

Une partie de ces liquides s'épanche d'abord à l'extérieur, tandis qu'une autre partie s'infiltre dans les interstices perméables des tissus, en remplit les aréoles, se coagule et constitue à la surface traumatique elle-même une couche protectrice plus ou moins épaisse.

La portion profonde de cette couche se trouvant en contact immédiat avec les tissus vivants, ou infiltrée dans leurs aréoles, conserve seule ses propriétés vitales et s'organise, protégée qu'elle est contre l'action des corps extérieurs par la portion superficiélle, tandis, au contraire, que cette portion superficielle, qui subit directement le contact de l'air ou des corps étrangers, cesse bientôt de vivre et s'élimine sous forme de liquide sanieux ; puis bientôt les nouveaux liquides sécrétés, au lieu de mourir, se transforment en pus, quand l'organisation de la couche profonde est suffisamment avancée.

Le travail suppuratif est donc toujours précédé d'un travail préliminaire d'exsudation plastique qui remplit les aréoles des tissus, bouche les orifices vasculaires et constitue une couche protectrice provisoire, dont la partie superficielle meurt et se décompose, tandis que sa partie profonde s'organise ; de sorte que plus tard, lorsque la suppuration se produit, toutes les vacuoles des surfaces traumatiques et les orifices veineux, à plus forte raison, se trouvent oblitérés et défendus contre la pénétration de la substance toxique.

Diverses circonstances, néanmoins, peuvent venir modifier ces dispositions. Lors, par exemple, qu'une veine d'un certain volume est traversée par un corps étranger, une épingle, un fil, etc., le travail préliminaire d'exsudation plastique peut n'avoir pas été suffisant pour oblitérer le vaisseau ; et alors la suppuration produite dans le trajet de la plaie peut être entraînée directement par le torrent circulatoire. D'autres fois, comme cela s'observe dans les canaux veineux des os, ou bien dans les grosses veines dont les parois sont maintenues écartées par quelques dispositions anatomiques spéciales, il arrive que le caillot peu adhérent qui obstrue la plaie vasculaire, se laisse décoller, et que le travail suppuratif, sollicité par le contact de matières sanieuses ou putrides, se propage alors à l'intérieur de la veine. D'autres fois enfin, et c'est là le cas ordinaire, il peut arriver que la couche profonde même des liquides exsudés de la surface traumatique, au lieu de s'organiser comme nous venons de le dire et de former une sorte de membrane protectrice, éprouve une décomposition putride exceptionnellement intense et rapide. Les produits septiques résultant de cette décomposition ne trouvant plus alors aucun obstacle mécanique, pénètrent non-seulement le tissu cellulaire, mais encore les orifices mal défendus des vaisseaux lymphatiques et veineux, et provoquent dans ces organes une inflammation suppurative ou même putride des plus désastreuses.

On comprend qu'une multitude de causes peuvent, en se combinant surtout, favoriser cette désorganisation exceptionnelle des liquides sécrétés. Telles sont, au premier rang, la disposition anfractueuse de la plaie jointe à des pansements vicieux qui retiennent les liquides exsudés et les forcent à s'accumuler et à s'infiltrer; telles sont encore les conditions générales de vitalité du malade, dont le sang et les autres liquides peuvent être doués d'une puissance plastique éminemment variable; telles sont aussi la chaleur humide, l'encombrement, les topiques relâchants, et toutes ces conditions atmosphériques générales dont nous sommes loin de nier l'importance, mais dont l'influence se borne à favoriser la décomposition putride des liquides exsudés, comme ils favorisent la putréfaction de toutes les substances organiques.

Conséquences pratiques de cette théorie.

Des considérations précédentes il ressort : qu'une plaie d'opérations peut être mise à l'abri de la phlébite : 1° si l'on peut empêcher la décomposition des liquides exsudés ; 2° si les orifices veineux peuvent être maintenus exactement clos, de manière à ne rien laisser pénétrer à leur intérieur ; 3° si, par un artifice quelconque, on peut éliminer les liquides morts avant qu'ils aient eu le temps de se putréfier.

Or, dès à présent, la médecine opératoire se trouve presque toujours en mesure de remplir l'une ou l'autre de ces indications, grâce aux découvertes importantes dont elle s'est enrichie depuis quelques années, et parmi lesquelles il suffira de citer en première ligne la méthode sous-cutanée, puis les principales méthodes qui s'y rattachent, telles que l'écrasement linéaire, la ligature extemporanée, la cautérisation en flèches, les injections dans les cavités closes, la diaclasie, la compression élastique, l'arrachement, la compression digitale, les pansements astringents et antiseptiques, le drainage, l'irrigation continue, l'aspiration pneumatique, etc. Toutes ces méthodes, en effet, possèdent l'une ou l'autre de ces précieuses prérogatives, ou bien d'empêcher les éléments du travail suppuratif de se produire, ou bien de clore efficacement les orifices par lesquels ces éléments pourraient pénétrer dans l'intérieur des veines.

Aussi, voyons-nous que les accidents d'infection purulente, et même, ainsi que nous l'exposerons plus loin, les accidents traumatiques de toutes sortes ont diminué dans des proportions énormes dans les services hospitaliers dont les chefs ont adopté franchement les méthodes nouvelles.

Conclusions relatives à l'intoxication purulente.

1° L'intoxication purulente résulte exclusivement de la pénétration directe du pus dans le torrent circulatoire.

2° Cette pénétration n'a jamais lieu par absorption.

3° La phlébite suppurée, dans laquelle le pus est sécrété dans l'intérieur même des veines, est la cause presque unique de cette intoxication.

4° Ce n'est que très-exceptionnellement que le pus formé en dehors de la veine ulcère les parois de ce vaisseau et pénètre dans son intérieur.

5° L'inflammation suppurative de la membrane interne d'une veine suppose deux conditions (a) : l'existence d'une substance irritante, spéciale ou toxique (b) ; sa mise en rapport avec l'intérieur du vaisseau.

6° En supprimant l'une ou l'autre de ces conditions, on évite nécessairement la phlébite purulente, et partant l'intoxication spéciale qu'elle détermine.

7° Un grand nombre de méthodes opératoires possèdent l'une ou l'autre de ces prérogatives.

8° En les maniant habilement, on peut arriver à supprimer l'infection purulente dans l'immense majorité des opérations.

PARIS. — IMP. SIMON RAÇON ET COMP., RUE D'ERFURTH, 1.

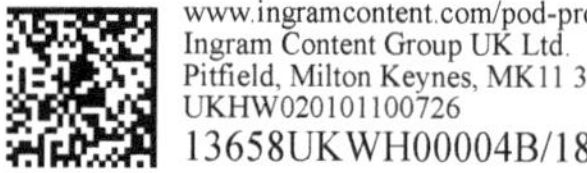
www.ingramcontent.com/pod-product-compliance
Ingram Content Group UK Ltd.
Pitfield, Milton Keynes, MK11 3LW, UK
UKHW020101100726
13658UKWH00004B/1892